Este livro é dedicado a:

Iluminar uma luz de empatia terapêutica sobre o mundo Terres des Hommes; via Guia Passo a Passo Teriault VIP Concierge dos <u>15 essenciais</u> para que você chegue à igreja no horário, papai...

Capítulo 1: Pare de desperdiçar
A vida de Calorias Vazias é curta

Arranje tempo para seguir estes guias completos de Respiração Total que você utiliza para respirar pelo nariz e expirar pelos lábios, como o fluxo e refluxo da maré, mas tudo calmo abaixo da superfície, como seu próprio Mantra Visual de Ayahuasca pessoal. Para te dar uma vantagem consciente sobre a concorrência lá fora.

É fácil: Veja Monólitos de <u>Gráficos em Movimento para Sincronização de Respiração aqui.</u>
Depois continue lendo com a liberdade selvagem, Johnny Boy.

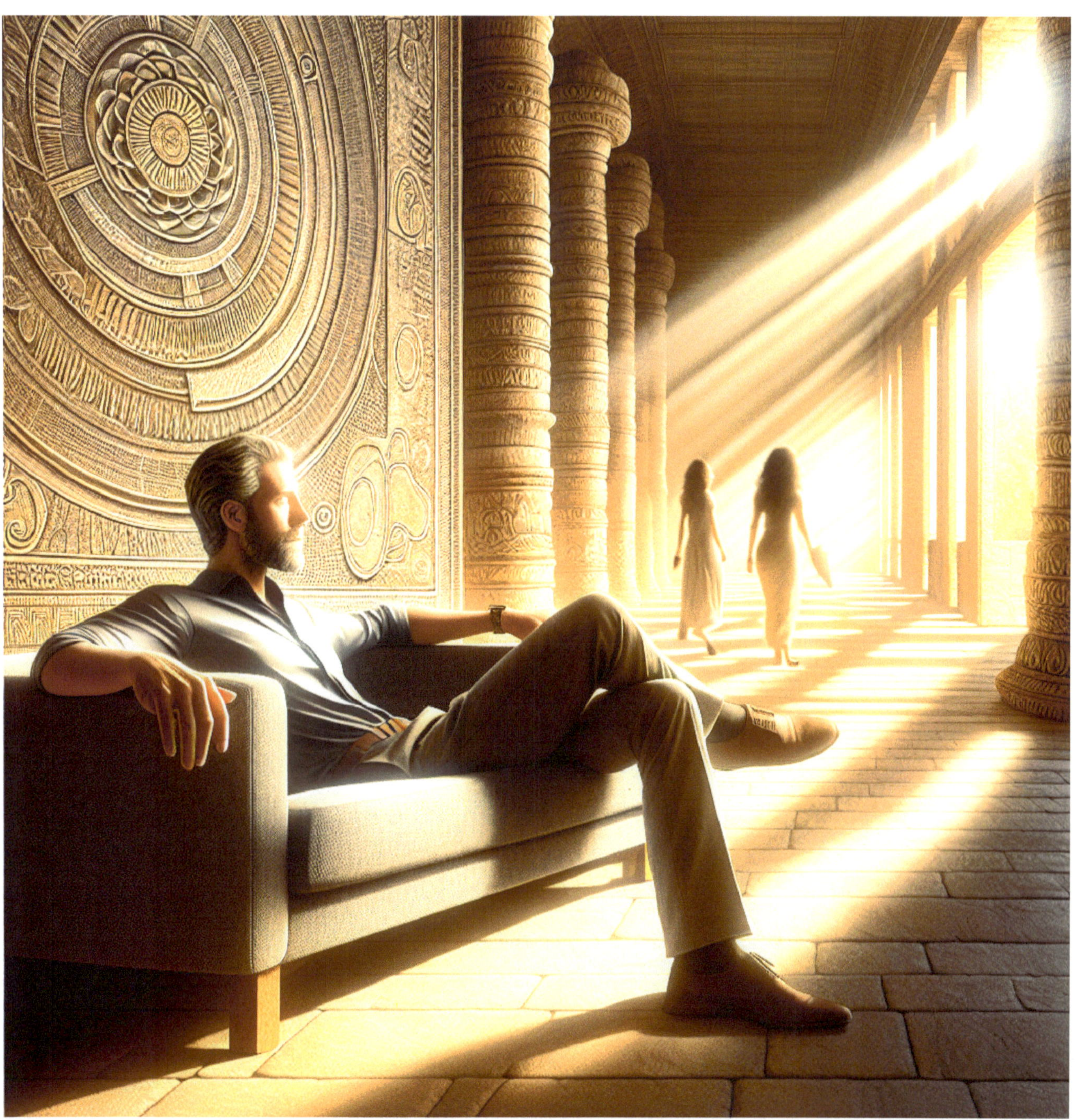

**Capítulo 2: Fortaleça o Sangue com o tônico da raiz do homem
O Ginseng Vermelho Coreano é uma maneira natural e poderosa
de promover seu bem-estar geral.**

Graças aos seus ginsenosídeos e saponinas, ele oferece múltiplos
benefícios à saúde, incluindo redução da inflamação, melhora da
função cerebral, combate à fadiga, aumento da imunidade, proteção
contra o câncer e melhora da disfunção erétil. É importante notar que
o ginseng americano e asiático diferem em sua concentração de
compostos ativos e efeitos sobre o corpo. Enquanto o ginseng
americano funciona como um agente relaxante, o ginseng asiático
tem um efeito revigorante, tornando o Ginseng Vermelho Coreano
uma escolha preferida para aqueles que precisam de um impulso de
energia.
Morando nas áreas rurais da Nova Escócia, não é fácil encontrar
<u>Ginseng Vermelho Coreano</u> na minha região local, mas encontrei uma
fonte confiável que o entrega na minha porta. Eu tomo um quarto de
colher de chá uma vez por semana e durante a temporada de gripe e
resfriado do inverno. É simples assim! Se você está procurando uma
maneira natural e eficaz de apoiar sua saúde, recomendo muito
experimentar o Ginseng Vermelho Coreano: combina muito bem com
Ashwagandha.

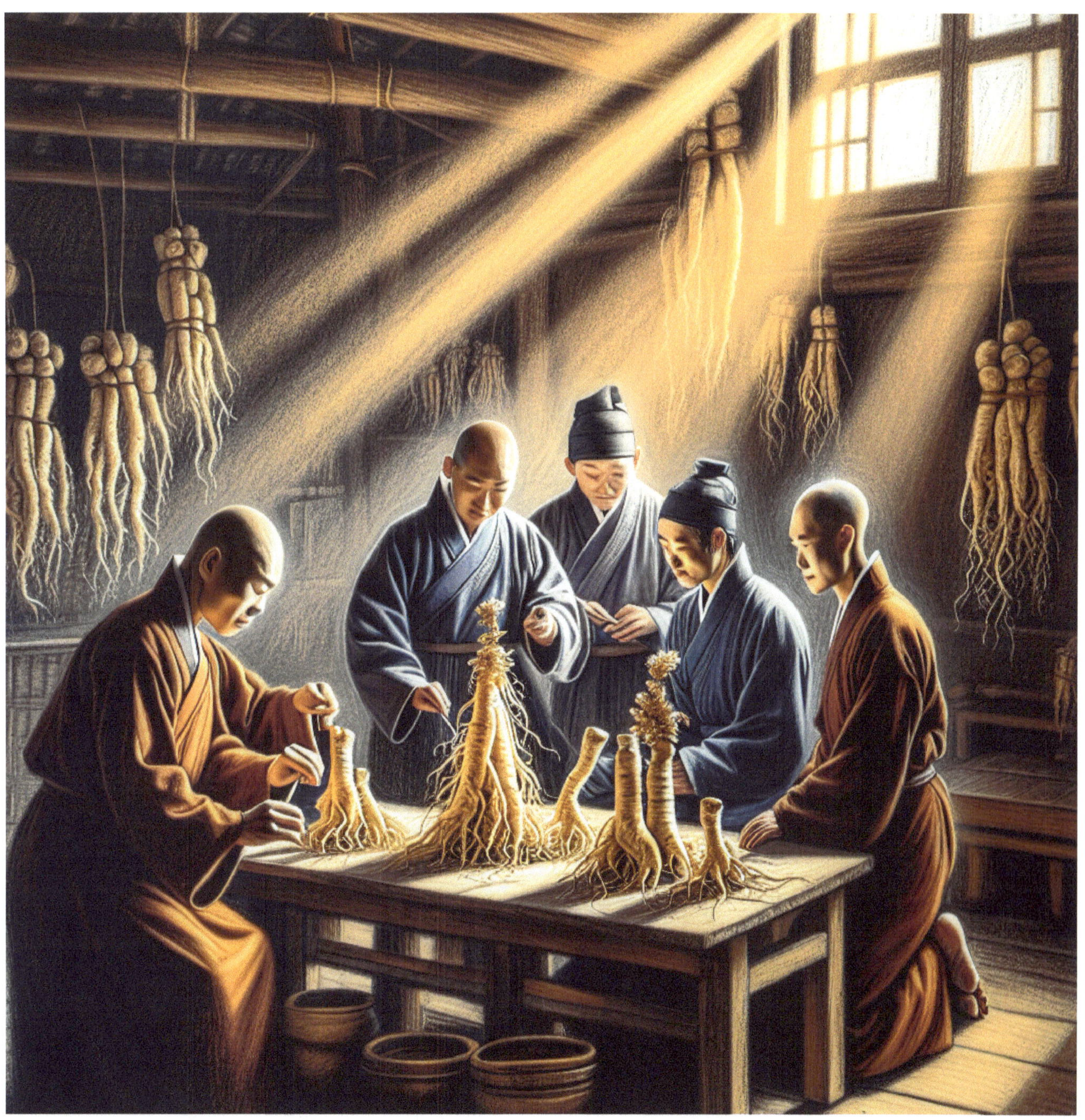

Capítulo 3: Cultivando a Memória como uau para estar sempre por cima das coisas com facilidade

Você está procurando uma maneira natural de melhorar sua capacidade cognitiva e memória? O cogumelo Lion's Mane é uma solução poderosa e deliciosa. Embora possa ser caro comprar, cultivá-lo em casa é uma alternativa acessível. Você só precisa de uma farda de palha de trigo e esporos de micélio da Etsy para começar. O Lion's Mane é reconhecido na cultura chinesa como uma iguaria deliciosa com um sabor semelhante ao de lagosta e caranguejo. Mas também é conhecido por seus benefícios cognitivos. O consumo regular pode ajudar a melhorar sua memória e capacidade cognitiva. É um investimento inteligente a ser feito em si mesmo. Então, por que não experimentar o Lion's Mane hoje? É uma substituição fácil para o seu orçamento diário de café, e os benefícios valem a pena. Comece a cultivar o seu próprio ou compre em grande quantidade no eBay. O Lion's Mane é a solução natural que você estava procurando e combine com os Cogumelos Cordycep para uma vantagem extra no desempenho cognitivo.

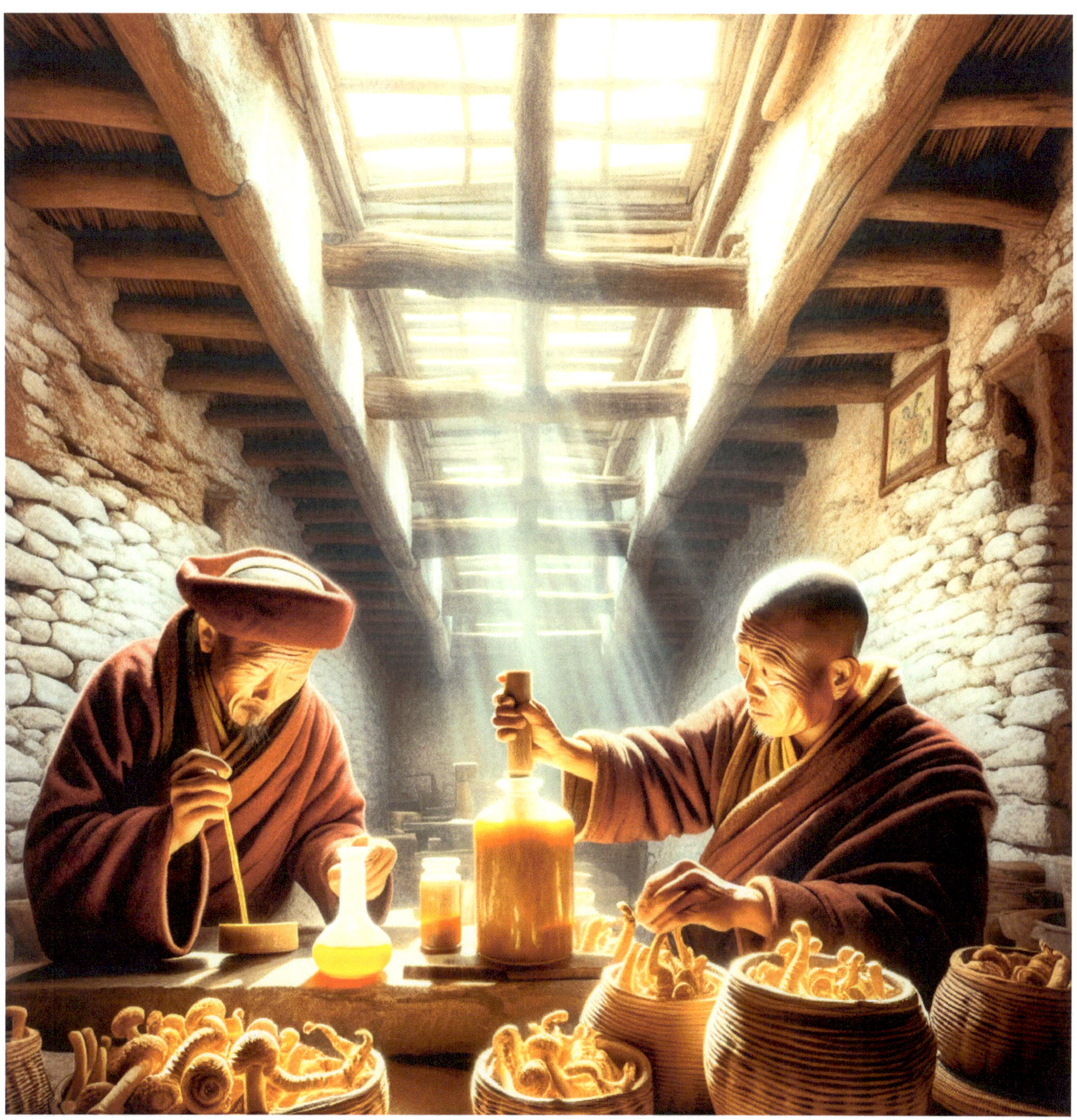

Capítulo 4: Geleia Real por uma razão

A geleia real, frequentemente reverenciada como o tônico da natureza, tem chamado a atenção não apenas pelo seu potencial em estender a vida, mas também pelo seu profundo apoio ao bem-estar cognitivo. Abundante em nutrientes vitais, aminoácidos e ácidos graxos, esta secreção das glândulas das abelhas apresenta vantagens promissoras para a saúde geral.

Pesquisas recentes têm destacado sua capacidade de promover o crescimento de células-tronco neurais, um processo crítico na _rejuvenescimento e manutenção do cérebro_. A MTC usa a geleia real como peça fundamental para evitar o declínio cognitivo, promovendo a proliferação de células-tronco neurais. Essa revelação inovadora promete ser importante na luta contra doenças cognitivas relacionadas à idade, como a doença de Alzheimer. Além disso, a ampla variedade de vitaminas e antioxidantes presentes na geleia real pode fortalecer a função cognitiva ao proteger contra o estresse oxidativo e a inflamação. À medida que investigamos mais a fundo a complexa relação entre nutrição e bem-estar cognitivo, a geleia real surge como uma aliada natural na busca pela longevidade e agilidade mental.

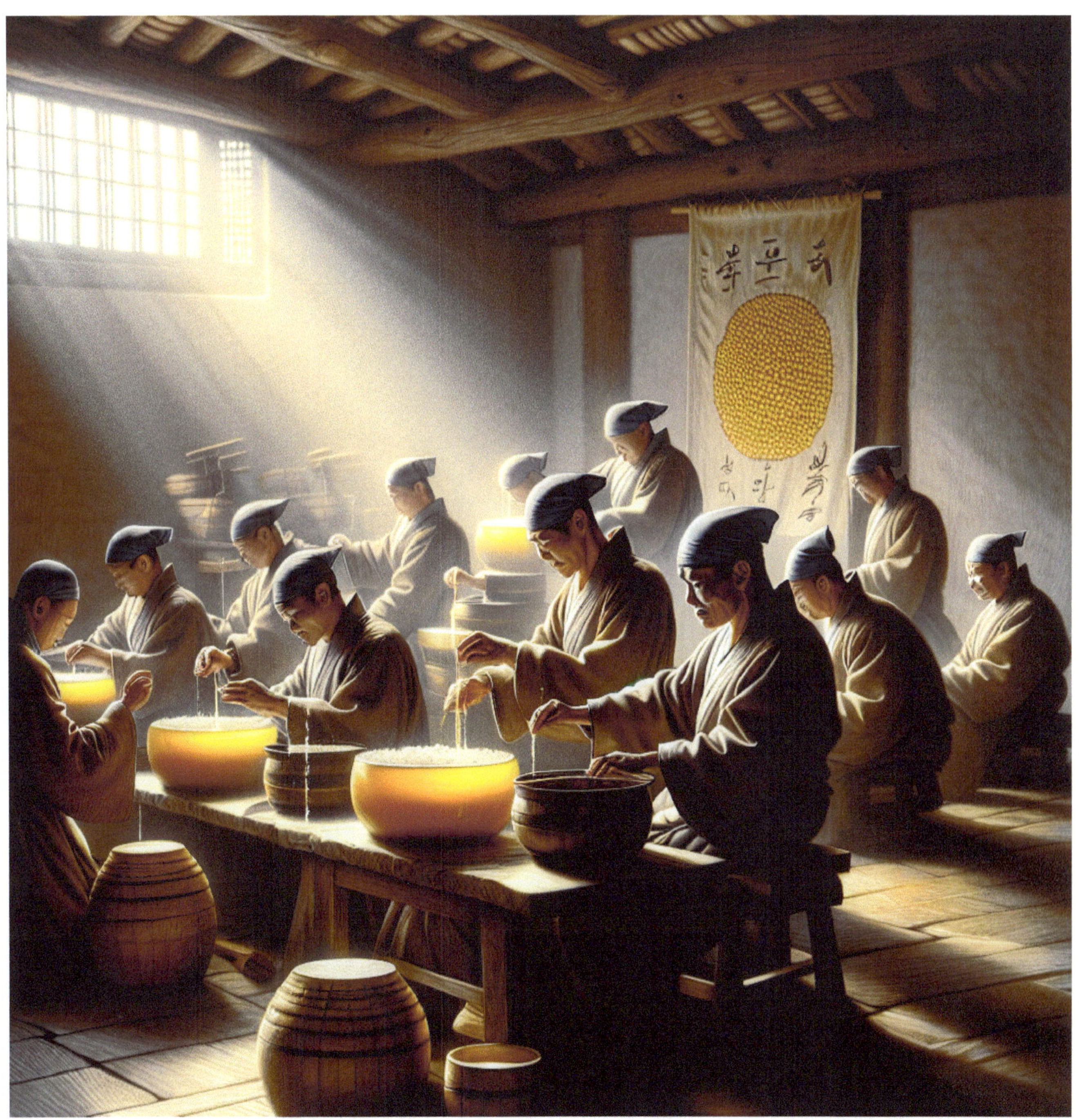

**Capítulo 5: Solução para a Madeira da Manhã:
Revivendo o fogoso garanhão chamado Madeirinha
e retornando-o ao estábulo do Daddi.**

O veludo de chifre de veado se destaca como um remédio reverenciado na medicina tradicional chinesa, renomado por sua multiplicidade de benefícios à saúde. Entre seus atributos mais notáveis está sua rica concentração de fatores de crescimento. Essas proteínas naturais, inerentes aos nossos corpos, desempenham um papel fundamental no fomento ao crescimento celular, reparo e rejuvenescimento. Ao incorporar o veludo de chifre de veado à rotina de bem-estar da Madeirinha, podemos aproveitar a potência desses fatores de crescimento para fortalecer sua saúde geral e vigor.

Além disso, o veludo de chifre de veado serve como um verdadeiro reservatório de nutrientes essenciais. Ele possui uma ampla variedade de aminoácidos, os componentes fundamentais do IGF-1 night crew; crucial para diversas funções corporais. Além disso, está repleto de glicosaminoglicanos, vitais para a manutenção da saúde das articulações e integridade da cartilagem. Além disso, essa solução natural está repleta de minerais e oligoelementos, oferecendo suporte abrangente para o bem-estar ótimo. Integrar o veludo de chifre de veado à sua rotina diária pode proporcionar uma abordagem holística para nutrir seu bem-estar, fortalecer a função celular e aumentar sua vitalidade geral.

Disponível em forma de suplemento ou fatiado para uma incorporação conveniente em tisanas matinais.

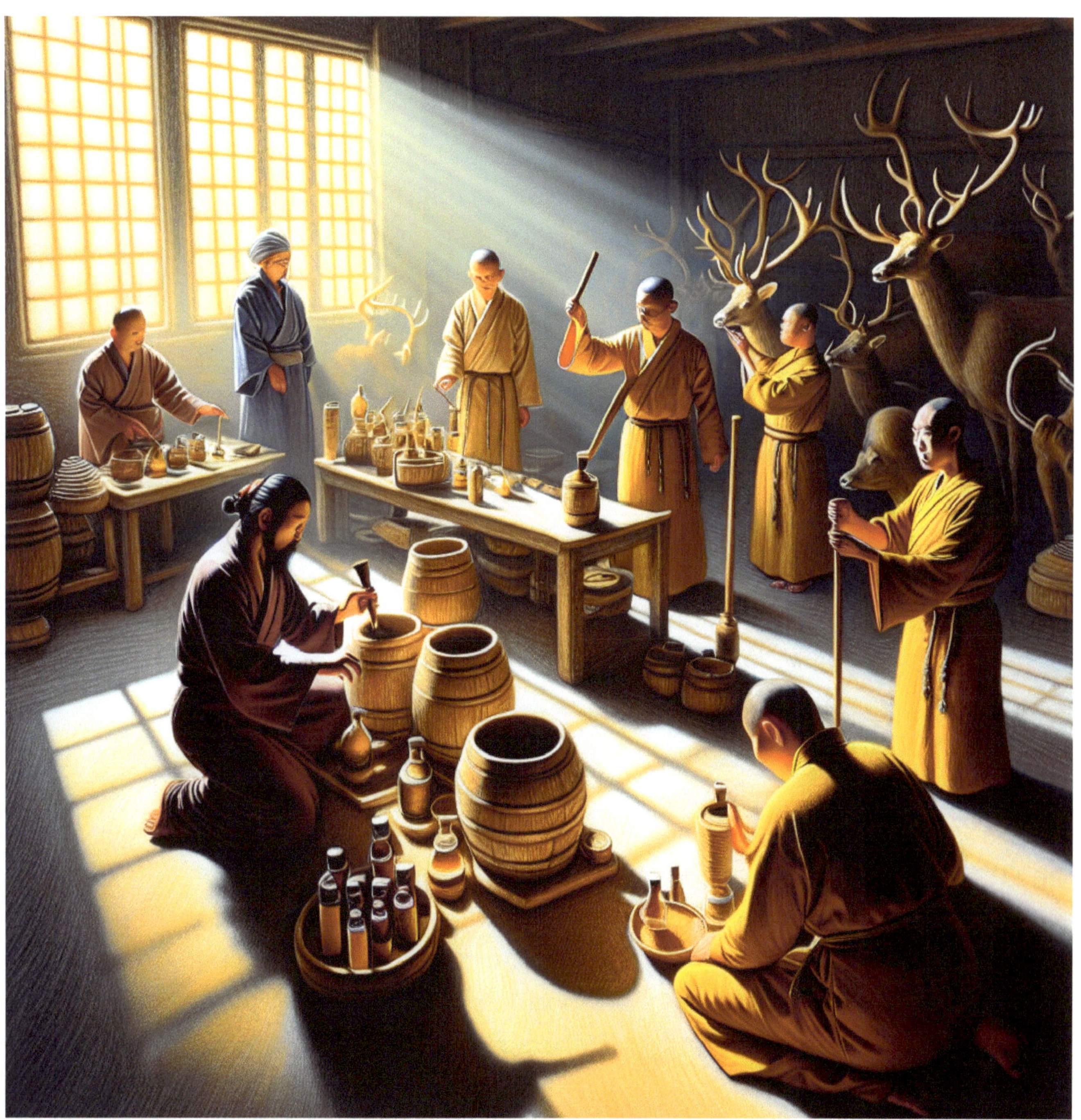

Capítulo 6: Dinâmica das Células-Tronco

O potencial da tecnologia de células-tronco continua a cativar pesquisadores e entusiastas. Desde a regeneração de tecidos até a revitalização de órgãos, as possibilidades parecem infinitas. Uma figura notável nesse campo é Ben Greenfield, cujo documentário completo sobre a coluna vertebral lança luz sobre o poder transformador das células-tronco, especialmente na regeneração da coluna vertebral dorsal, semelhante à espinha dorsal da Árvore da Vida.

O trabalho de Greenfield ilumina como essa regeneração vai além da simples reparação estrutural, permeando pelos órgãos do tronco do torso, revitalizando e rejuvenescendo o corpo. É um testemunho notável da capacidade regenerativa inerente às células-tronco, oferecendo esperança para aqueles que lidam com condições degenerativas e lesões. As implicações são profundas para indivíduos que buscam otimizar sua saúde e bem-estar. O potencial das células-tronco é algo a ser almejado, um farol de esperança no horizonte do progresso médico.

Além disso, a integração da tecnologia de células-tronco na skincare destaca sua versatilidade e aplicabilidade. A tecnologia de células-tronco de alta qualidade está encontrando seu caminho em produtos de skincare, prometendo rejuvenescimento e regeneração no nível celular. É um testemunho dos horizontes em expansão da pesquisa com células-tronco, alcançando além das aplicações médicas tradicionais para o domínio do aprimoramento cosmético, oferecendo novas oportunidades para melhorar a saúde e a vitalidade agora.

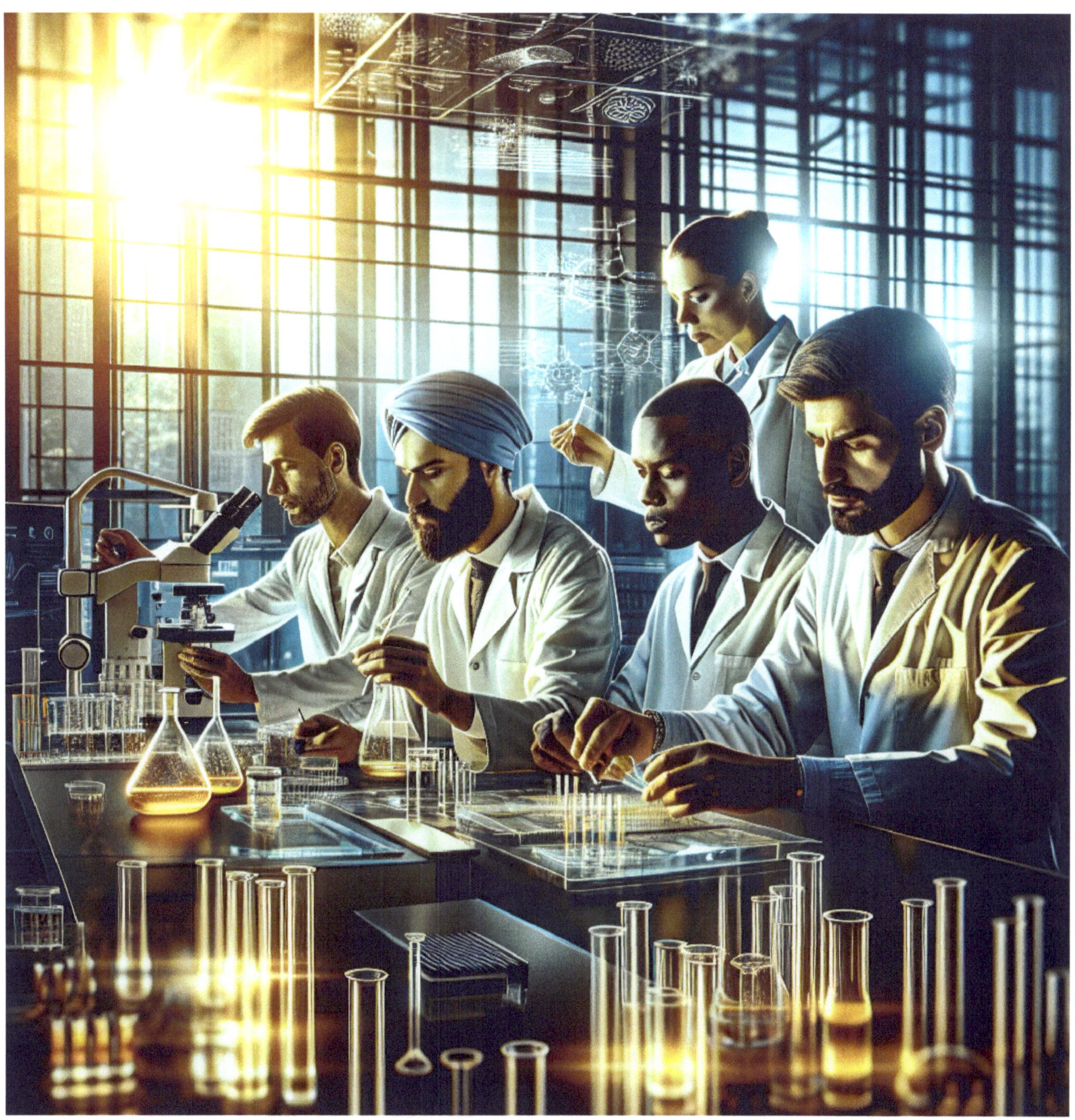

Capítulo 7: Desvendando os Segredos do Óleo de Argan: Um Tesouro Marroquino para Cabelo e Saúde

O <u>óleo de argan</u> tem sido há muito tempo aclamado como um elixir da beleza, reverenciado por seus inúmeros benefícios tanto para o cabelo quanto para a pele. Originário do Marrocos, este óleo orgânico passa por um meticuloso processo de extração, garantindo pureza e potência. A primeira prensagem produz o óleo mais concentrado e rico em nutrientes, mantendo sua essência.

O óleo de argan não é apenas um item essencial de beleza; sua versatilidade se estende também ao uso culinário. Torna-se uma valiosa adição econômica ao seu regime. Rico em ácidos graxos essenciais, antioxidantes e vitaminas, ele nutre e hidrata o couro cabeludo e o cabelo, promovendo força e brilho.

Além disso, o potencial culinário do óleo de argan é igualmente notável. Misture-o com vinagre e ervas para criar um molho de salada revitalizante. Essa infusão não apenas agrada ao paladar, mas também apoia o bem-estar interno, graças ao perfil nutricional do óleo.

Se você está buscando rejuvenescer seu cabelo ou aprimorar suas criações culinárias, o óleo de argan se destaca como um testemunho das maravilhas naturais encontradas no coração do Marrocos. Abrace este tesouro antigo e experimente seu poder transformador em primeira mão

.

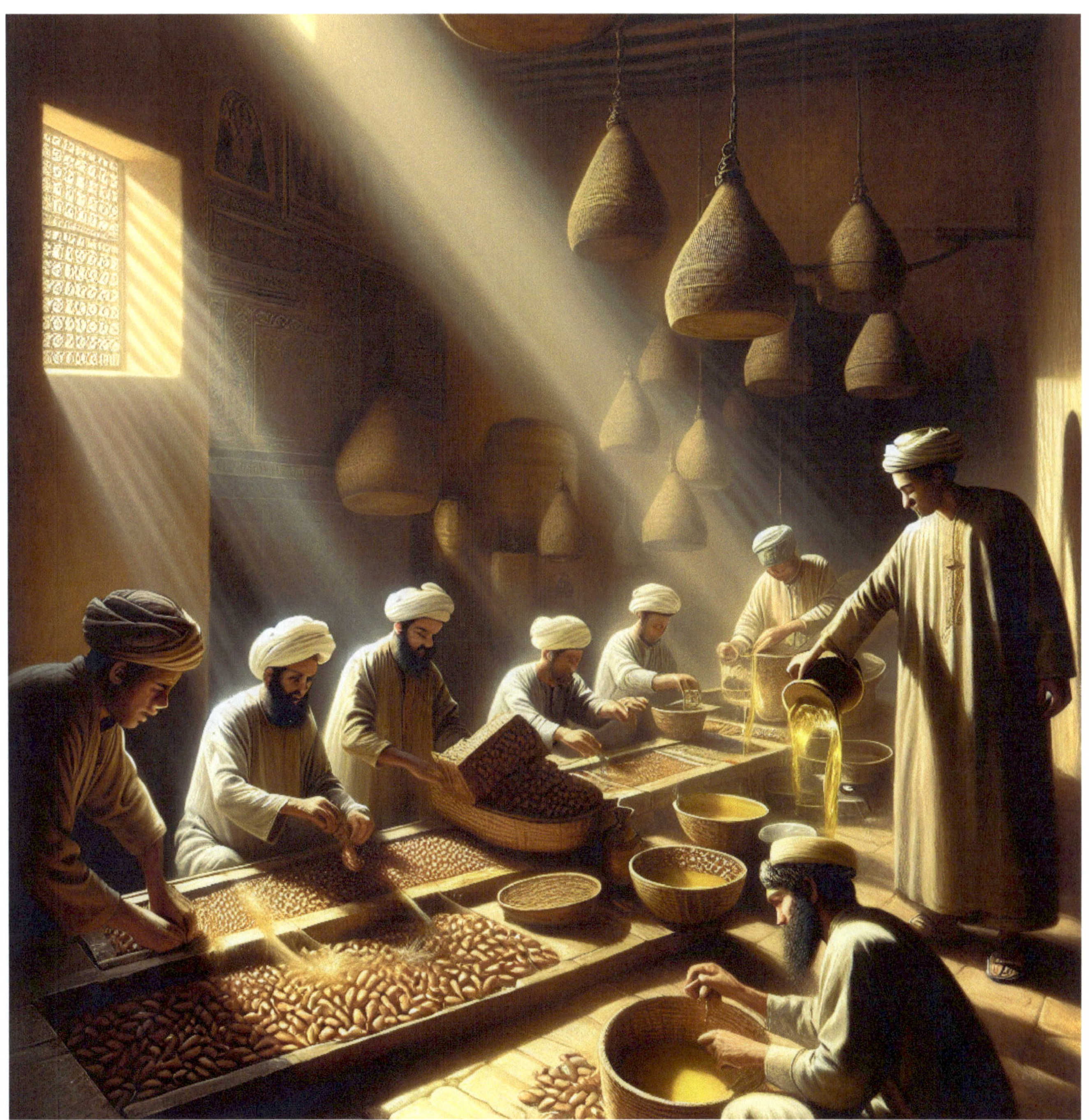

Capítulo 8: Esfoliação corporal para afastar o apego emocional

Em apenas cinco minutos, experimente um levante incomparável com um bom <u>esfoliante corporal para</u> reiniciar-se. Simplesmente molhe, desligue o chuveiro, espalhe por todo o corpo, limpe e enxágue, e sinta os efeitos rejuvenescedores na sua pele. Procure por uma boa mistura de açúcar, sal marinho e borra de café; pois essa é a combinação que oferece uma esfoliação refrescante que deixa sua pele com sensação de polidez e revitalização.

Não sou fã de grandes potes de esfoliante para homens, perfeito para aqueles que buscam uma opção econômica. Eleve sua experiência de esfoliação adicionando uma camada de manteiga de karité após o esfoliante de café; já que sua pele ainda está quente e capaz de absorver a manteiga de karité.
Entregue-se a este luxuoso ritual de cuidados com a pele e descubra a experiência transformadora pela qual a indústria de spas cobra caro.
Já que literalmente remove o apego emocional de você.

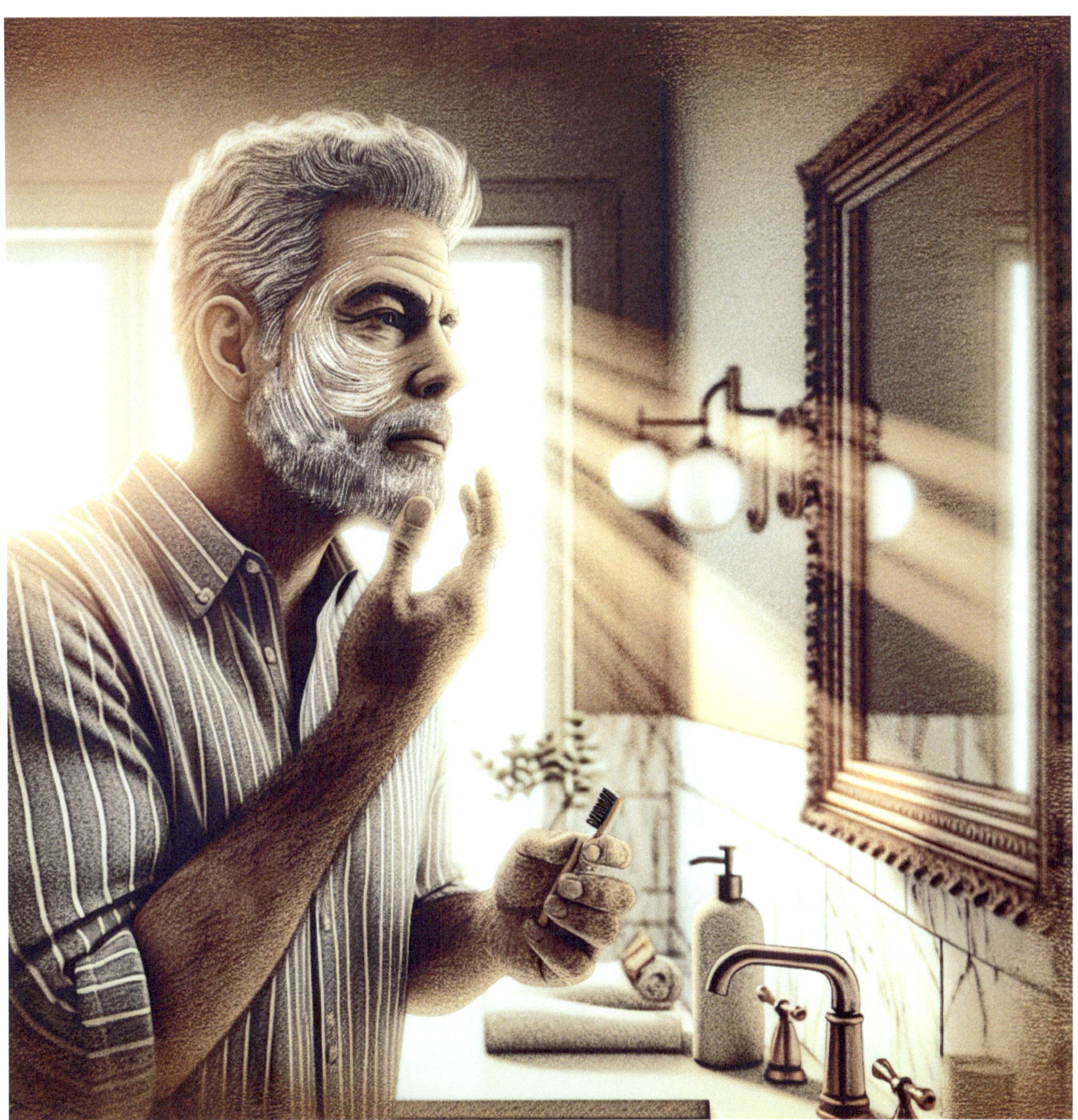

Capítulo 9: Tripas de Aço Nutrir o Seu Intestino para o Bem-Estar Ótimo

Um estômago próspero é a pedra angular da saúde geral, especialmente para aqueles que apreciam suas refeições. Com confiança inabalável, eu me gabo do que alguns podem chamar de "tripas de aço". O ciclo de comer, digestão e eliminação se desenrola harmoniosamente, graças aos insights do Dr. Steven Gundry. Sua expertise ultrapassa a minha, me levando a garantir uma conta em sua plataforma.

Essa afiliação concede acesso exclusivo a recursos inestimáveis, incluindo um desconto de 50% em ofertas de lançamento e acesso prioritário a avanços inovadores em nutrição bioacessível para o trato gastrointestinal. É o ponto central definitivo para obter suplementos de alta qualidade, com vendas-relâmpago frequentes oferecendo descontos que variam de 30% a 58%.

As ensinamentos do Dr. Gundry iluminam os intrincados mecanismos da saúde intestinal, destacando seu papel fundamental no bem-estar geral. Ao priorizar o nutrimento do nosso sistema digestivo, lançamos as bases para um corpo vibrante e resiliente. Junte-se a mim em abraçar esta jornada rumo à saúde ótima do trato gastrointestinal, proveniente da expertise da plataforma do Dr. Gundry.

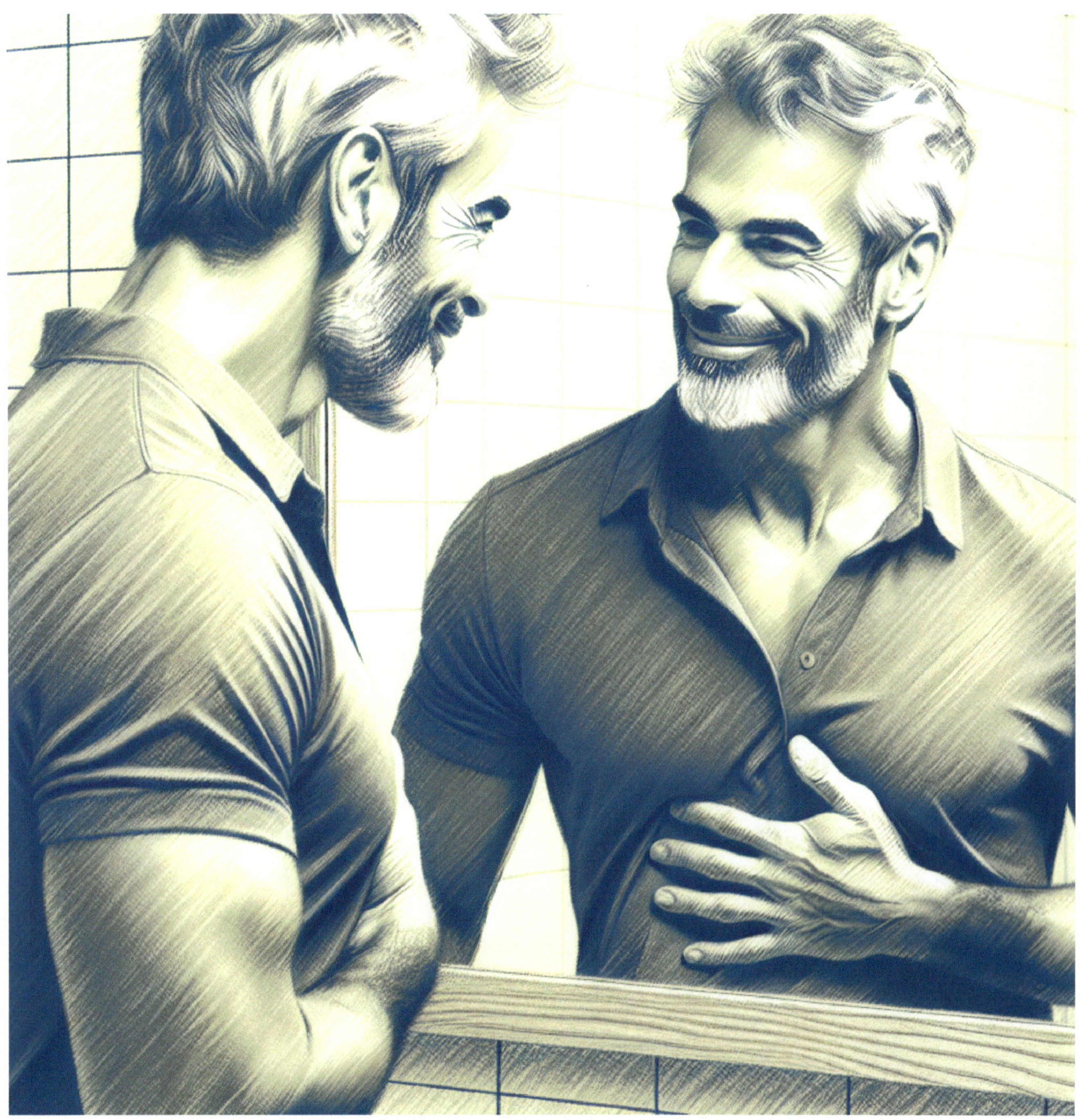

Capítulo 10: Infravermelho Distante e Você O Poder Testado pelo Tempo da Tecnologia de Magnetos de Infravermelho Distante da Nikken

A tecnologia de magnetos de infravermelho distante da Nikken tem sido revolucionária por mais de cinco décadas, gerando um valor imenso, alcançando cifras na casa dos trilhões de dólares. O motivo por trás desse sucesso reside na qualidade excepcional de suas palmilhas magnéticas, um produto que se tornou sinônimo de conforto e suporte. Felizmente, a internet oferece uma plataforma conveniente para acessar esses produtos por meio da rede de distribuidores da <u>Nikken em todo o mundo</u>.

Além de suas renomadas palmilhas magnéticas, a Nikken oferece uma variedade de produtos excepcionais projetados para melhorar a nutrição e a qualidade do sono. Por experiência pessoal, posso atestar a eficácia de seu sistema de sono, que tenho desfrutado em minha mesa de massagem por anos. Embora esses produtos apresentem qualidade superior, eles têm um preço mais elevado e estão disponíveis exclusivamente através da rede de distribuidores da Nikken.

Embora a Nikken opere por meio de um modelo de marketing multinível (MLM), tornando-a inacessível através de pontos de venda tradicionais, o mercado online oferece uma maneira econômica de acessar sua inovadora tecnologia Kenko. Com seus benefícios energéticos incomparáveis, os produtos da Nikken certamente valem a pena serem explorados por aqueles que buscam um bem-estar aprimorado. Aprofunde-se na pesquisa e descubra o potencial transformador da tecnologia de energia da Nikken.

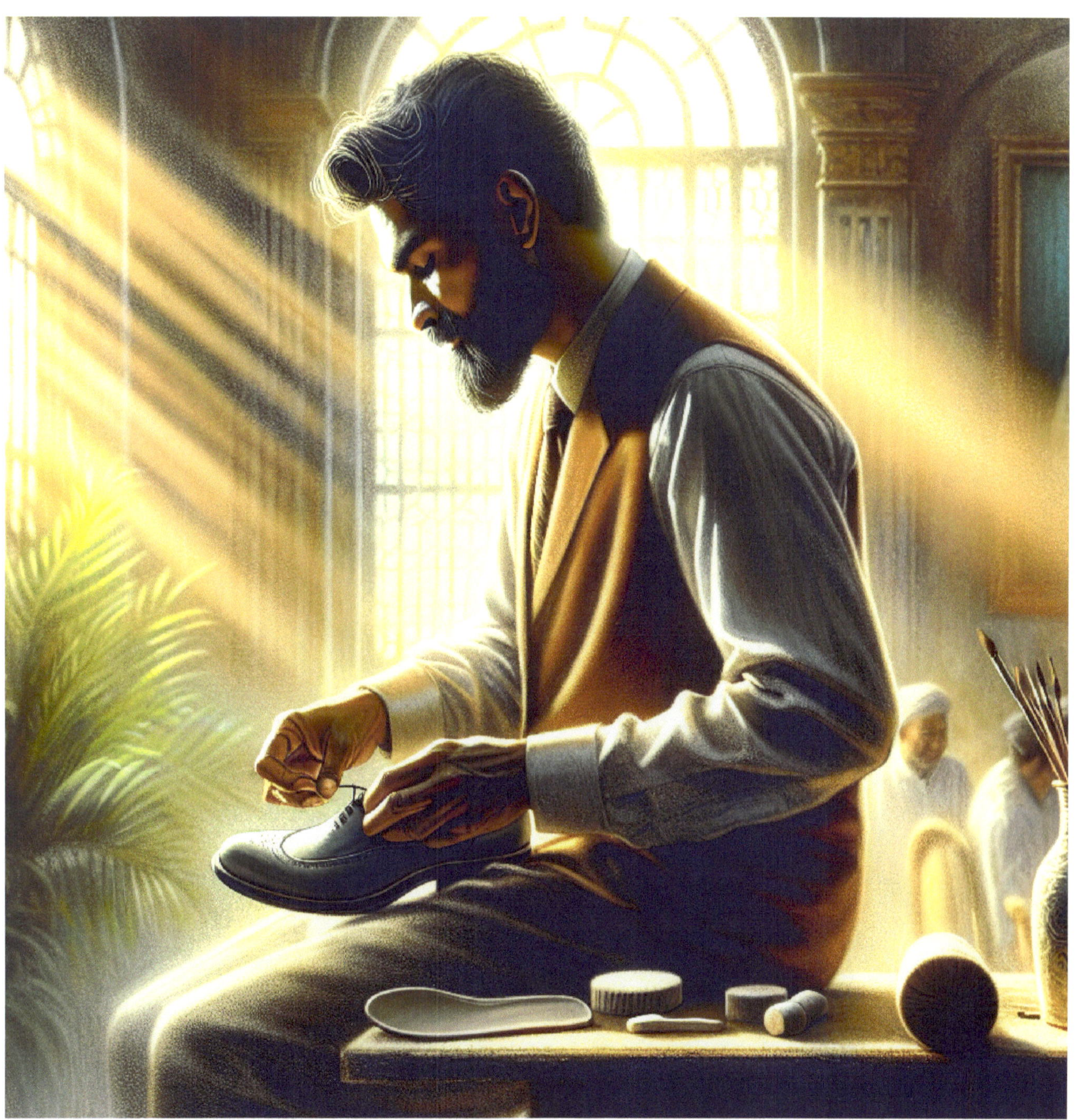

Capítulo 11: Tapetes térmicos de pedra preciosa turmalina:

Você precisa começar o dia com o pé direito todas as manhãs. A turmalina, um mineral semiprecioso renomado por suas propriedades terapêuticas, ganhou popularidade por sua capacidade de emitir raios infravermelhos distantes e íons negativos. Esses elementos naturais são conhecidos por estimular o processo de cicatrização do corpo, levando a uma melhora na circulação sanguínea e alívio da dor e inflamação.

Os tapetes térmicos de turmalina, que emitem raios infravermelhos distantes, foram descobertos como impulsionadores do sistema imunológico e auxiliares na desintoxicação. Essa radiação eletromagnética promove o metabolismo celular e aumenta a alerta, contribuindo para o bem-estar geral. Além disso, a turmalina possui propriedades de aterramento que induzem ao relaxamento e melhoram a estabilidade emocional.

Os benefícios são extensos, desde perda de peso e redução da retenção de água até melhora na função hepática e renal. Eles são particularmente benéficos para aliviar dores nas costas e no pescoço, rigidez muscular, dor nas articulações e espasmos.

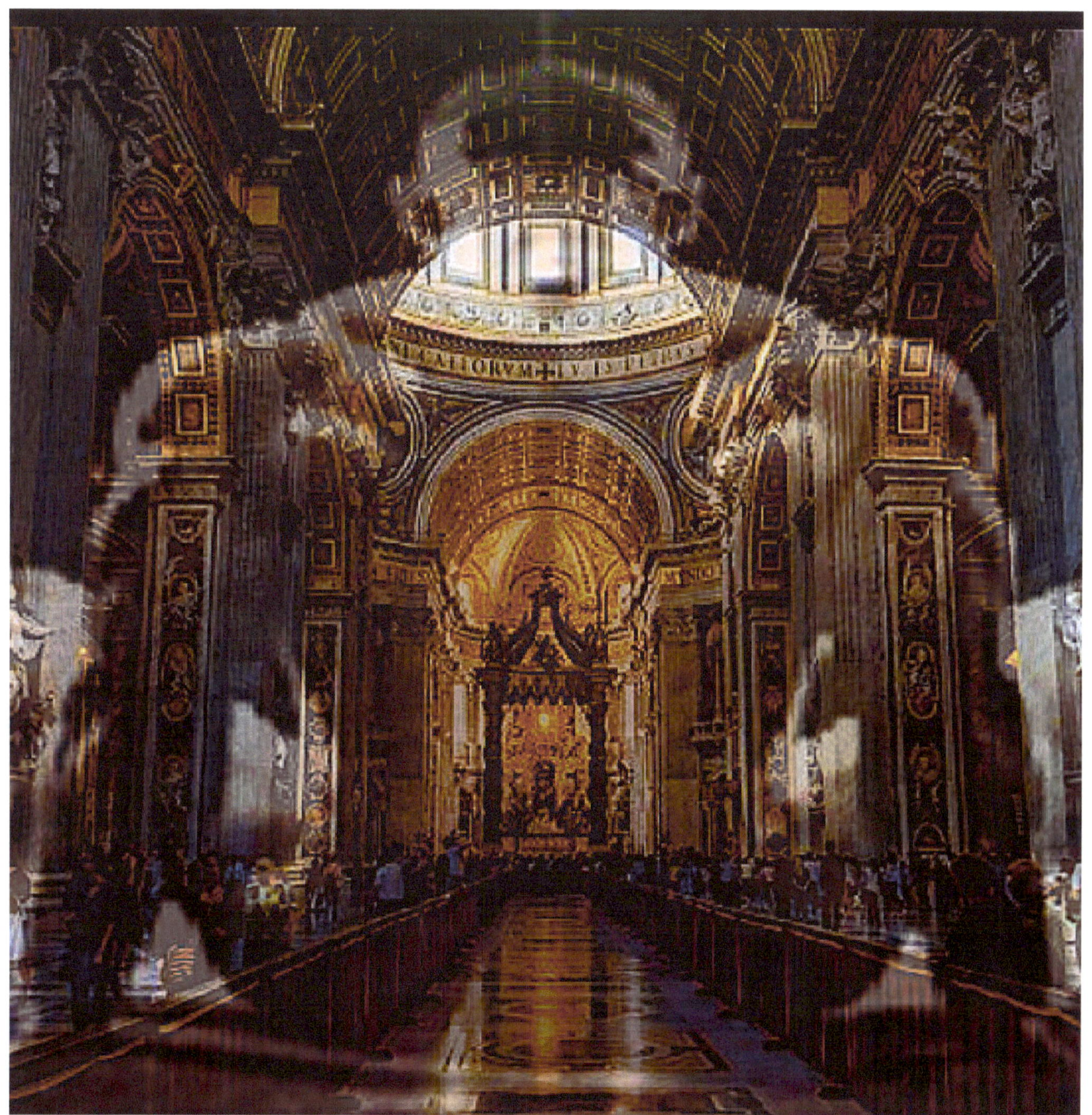

Capítulo 12: Dispositivo Haelo PEMF.

O dispositivo Haelo PEMF não é apenas um gadget; é um divisor de águas nos domínios da recuperação e do aprimoramento de desempenho. Sua abordagem inovadora destaca o vínculo inseparável entre os dois, enfatizando que o desempenho ótimo é alcançável com estratégias adequadas de recuperação.

Com um design circular elegante e um generoso raio de 6 pés para que várias pessoas possam experimentar seus efeitos rejuvenescedores simultaneamente. Ele possui uma impressionante variedade de 14 configurações diferentes, incluindo opções para regeneração e revigoração, e os usuários podem alternar facilmente entre os modos para uma experiência abrangente de bem-estar.

Embora este dispositivo de ponta possa ter um preço elevado, é sem dúvida um investimento no bem-estar de alguém. Portanto, se você está de olho em sua lista de desejos de Natal, pode ser hora de considerar uma renda extra para impulsionar suas finanças. Afinal, os benefícios que ele promete valem cada centavo.

Então, neste Natal, por que não presentear a si mesmo ou a um ente querido com o presente da recuperação e do desempenho aprimorados com o dispositivo Haelo PEMF? É um presente que promete saúde e vitalidade duradouras, tornando-se uma adição digna a qualquer lista de compras de Natal.

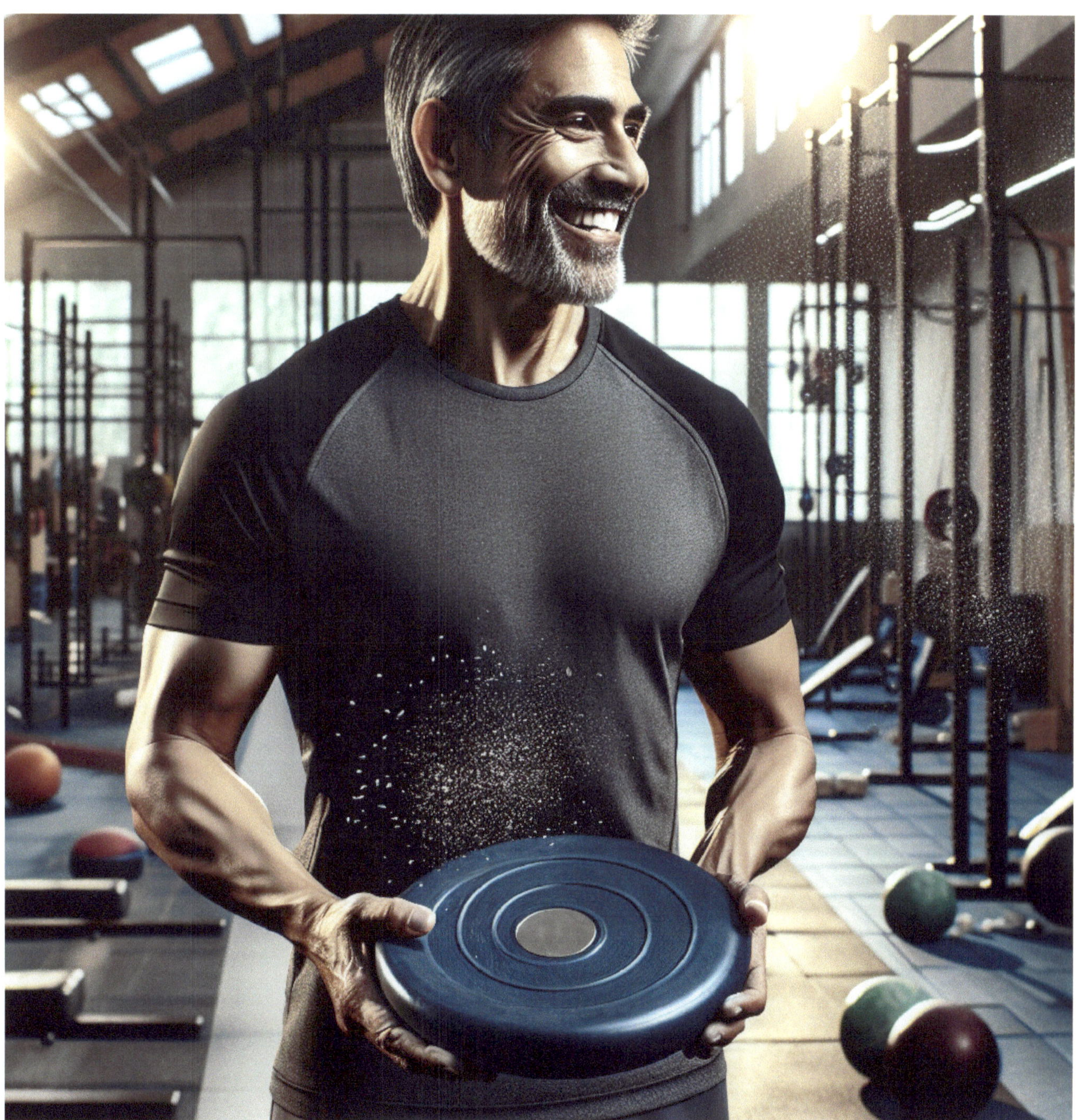

Capítulo 13: O dispositivo Spooky 2 Scalar

Ele chamou minha atenção, alinhando-se perfeitamente com meu interesse em integrar tecnologia, nutrição e práticas de atenção plena. Ele oferece uma abordagem única para acalmar a mente e aumentar o foco, essencial para alcançar metas com clareza.

Enquanto aguardo ansiosamente sua próxima venda de Black Friday de 20% em novembro, estou animado com a perspectiva de economizar $400 do seu preço de $2.100. Uma vez que eu adquira, com certeza fornecerei uma atualização sobre
minha experiência.

O Spooky 2 Scalar opera transmitindo um sinal de ida e volta. Esse processo cria efetivamente um campo escalar, promovendo um ambiente propício para a regeneração dos 37 trilhões de mitocôndrias do corpo. O que é notável é que esta sessão rejuvenescedora dura apenas de 25 a 45 minutos e pode acomodar várias pessoas entre o transmissor e o receptor. Embora alguns possam rotulá-lo como "esotérico", os benefícios são inegáveis. Comece a usar o Spooky 2 Scalar e testemunhe em primeira mão seu impacto
positivo no bem-estar geral.

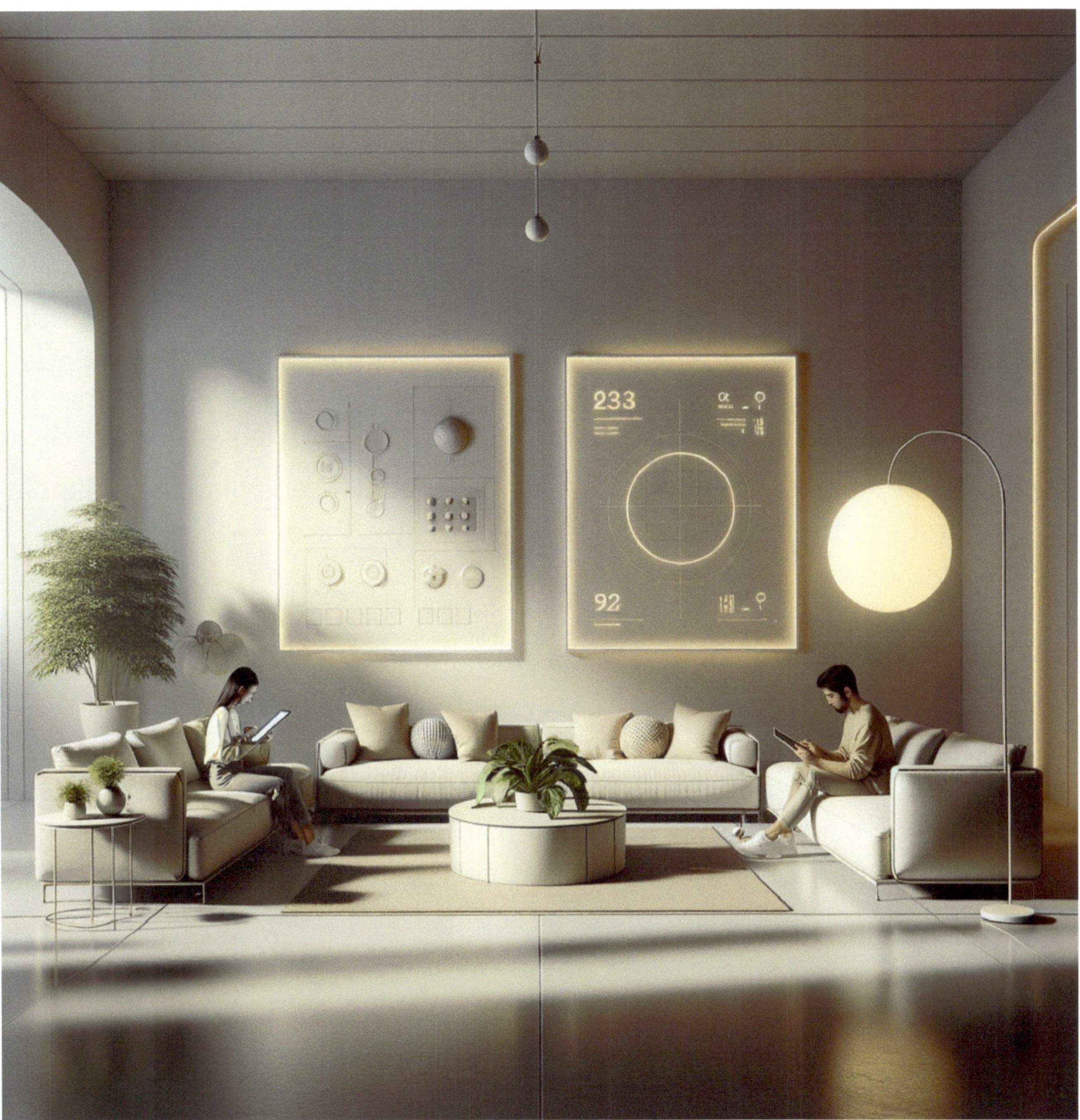
233
92

Capítulo 14: Solução de Dois Minutos de Tapping

A <u>Solução de Tapping</u>, também conhecida como Técnica de Libertação Emocional (EFT), emerge como uma ferramenta indispensável mente-corpo oferecendo benefícios notáveis sem custo algum. Apenas dois minutos aqui e ali podem fazer maravilhas para aliviar a ansiedade, ajudar na cessação do tabagismo, gerenciar o TEPT e lidar com uma infinidade de outros problemas.

Nick Ortner, ao lado de sua irmã Jessica Ortner, oferece uma abundância de recursos gratuitos em seu canal do YouTube. Esses vídeos oferecem orientação prática, alcançando milhões de pessoas em todo o mundo. O conteúdo que eles oferecem não é apenas acessível, mas também fácil de integrar à rotina diária.

O EFT envolve simplesmente bater em pontos específicos do rosto, mãos, clavícula e cabeça. Apesar de sua simplicidade, essa técnica oferece um alívio terapêutico profundo de várias formas de angústia. Sua natureza essencial e acessibilidade sem custo a tornam uma ferramenta inestimável para qualquer pessoa em busca de bem-estar emocional. Com a capacidade de reutilizar e reaplicar conforme necessário, o aplicativo Tapping Solution se destaca como um farol de esperança, oferecendo alívio eficaz dos desafios da vida por meio de uma abordagem simples e acessível.

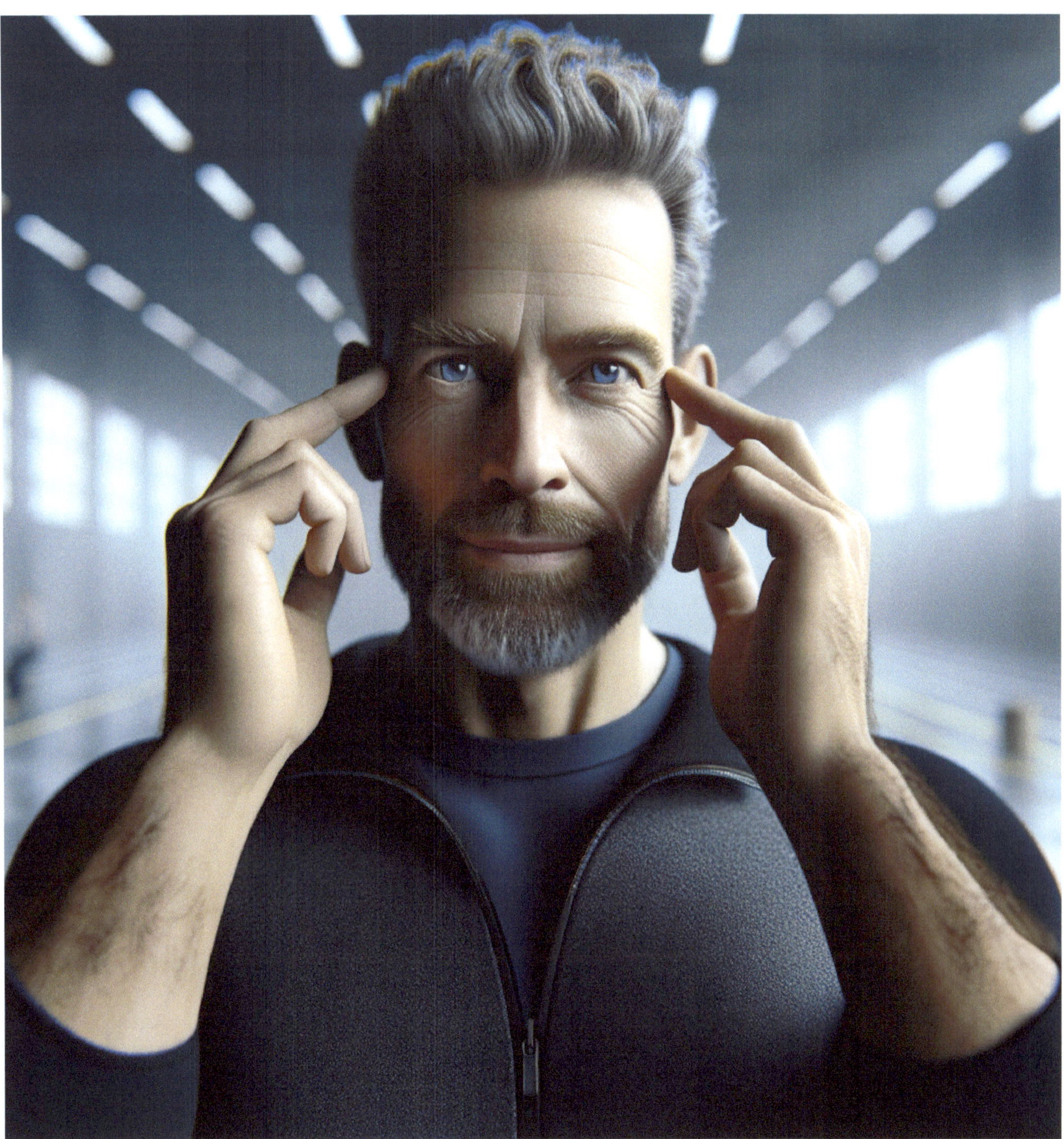

Capítulo 15: Trabalho Respiratório, guiado por especialistas como a hipnoterapeuta Marisa Peer ou com a voz calmante de Paul McKenna

O trabalho respiratório facilita estados profundos de liberação e transformação por meio de técnicas que envolvem cada nervo e sincronizam ambos os hemisférios do cérebro.

Plataformas como o <u>aplicativo Mindvalley</u> oferecem acesso a essas sessões de alta qualidade gratuitamente, tornando experiências terapêuticas sérias acessíveis a todos.

Para aqueles que buscam uma mudança quântica, os métodos de trabalho respiratório do Dr. Jean Houston oferecem um caminho para uma mudança profunda, permitindo que os indivíduos liberem fardos e recuperem sua essência.

Embora alguns possam considerar essas modalidades como não convencionais, sua eficácia é respaldada por séculos de prática por diversas culturas em todo o mundo. A sabedoria das tradições antigas enfatiza o impacto profundo que o trabalho respiratório pode ter na otimização humana e no bem-estar.

Depois de experimentar o poder transformador do trabalho respiratório, distrações mundanas como as notícias mainstream perdem seu poder. Explorar continuamente essas práticas é essencial, e eu convido você a se juntar a mim nesta jornada de crescimento e descoberta.

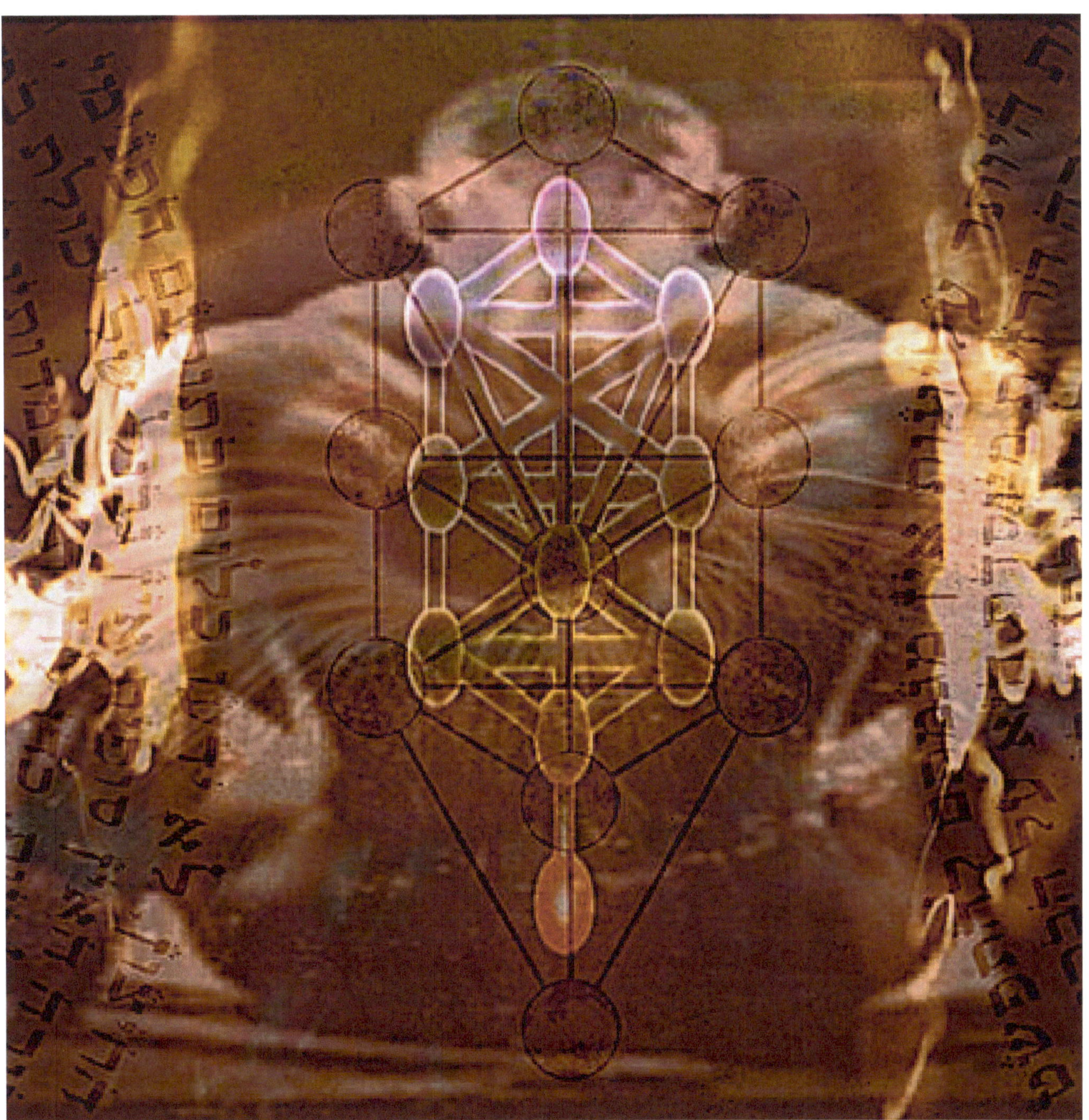

Capítulo 16: Uma vez que você avança, nunca mais olha para trás

Para obter a resistência e força corporal necessárias nos dias de hoje, adquira um <u>Visionbody Powersuit:</u> um avanço revolucionário na tecnologia de EMS vestível. Ao contrário de seus predecessores, este traje de última geração possui um design completamente sem fio, garantindo conveniência incomparável para os usuários. Criado como uma segunda pele, seu design inovador apresenta 20 áreas de pulso de silicone macio estrategicamente posicionadas para visar músculos em todo o corpo. Essas áreas administram uma mistura de pulsos EMS de baixa, média e alta frequência, estimulando eficazmente os músculos em seus níveis mais profundos.

O que diferencia o Visionbody Powersuit é sua capacidade de replicar as contrações musculares experimentadas durante exercícios rigorosos sem impor tensão nas articulações, tendões ou ligamentos. Isso significa que você pode obter os benefícios de um treino intenso com um risco mínimo de lesões.

Com mais de uma década de experiência pioneira em tecnologia EMS, a Visionbody continuou a empurrar os limites da inovação. Se você é um atleta em busca de melhorar o desempenho, um entusiasta fitness buscando ativação muscular eficiente ou alguém simplesmente interessado em otimizar seus treinos, o Visionbody Powersuit oferece uma solução revolucionária. Eles têm financiamento disponível e você pode canalizar seu espírito empreendedor e vender o serviço.

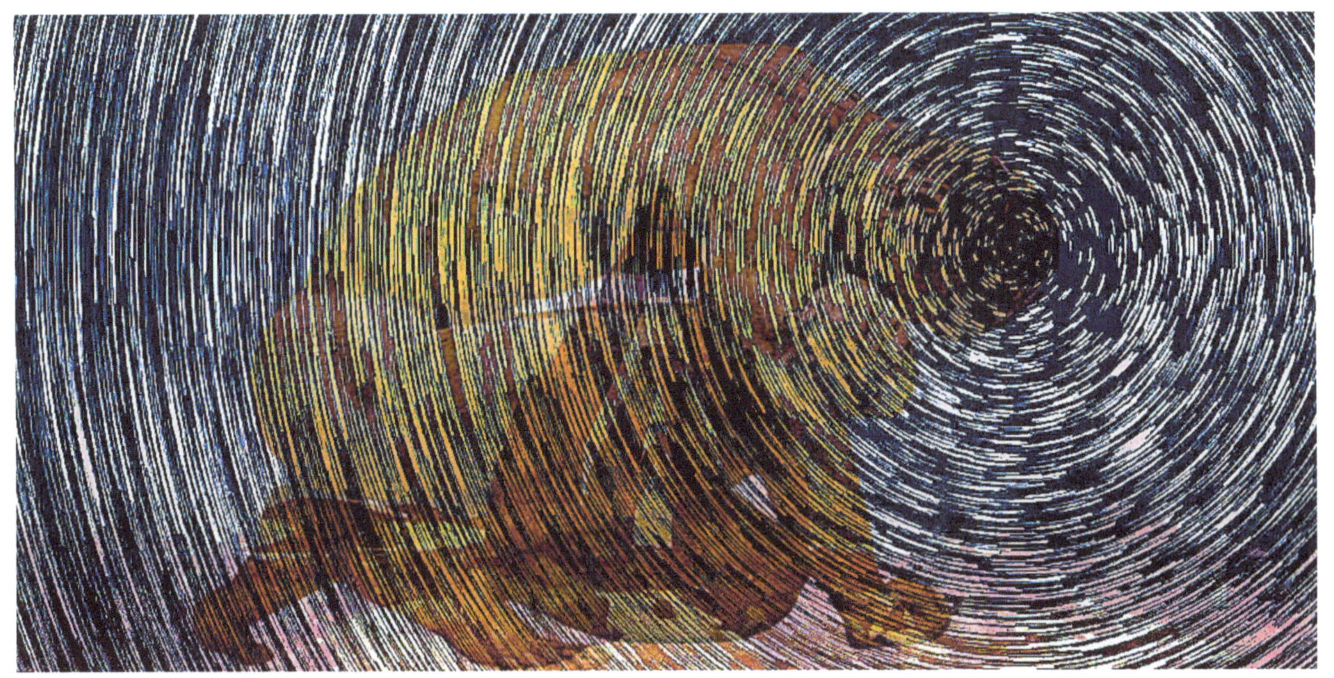

Com atenção plena para se livrar do barulho e da confusão e focar em viver sua melhor vida com os 15 essenciais que você precisa para chegar à igreja na hora certa. Assim como este 'Método 4x4' ou 'Respiração em Caixa'.

Primeiro, expire completamente, expelindo todo o ar.

Inspire silenciosamente pelo nariz por uma contagem calma de quatro. Segure essa respiração suavemente, deixando o silêncio preencher você por mais quatro contagens. Expire lentamente, permitindo uma contagem de quatro para guiar a liberação. Pause no final da sua expiração, contando até quatro mais uma vez.

Repita essa sequência quatro vezes, ou continue até sentir a calma se estabelecer.

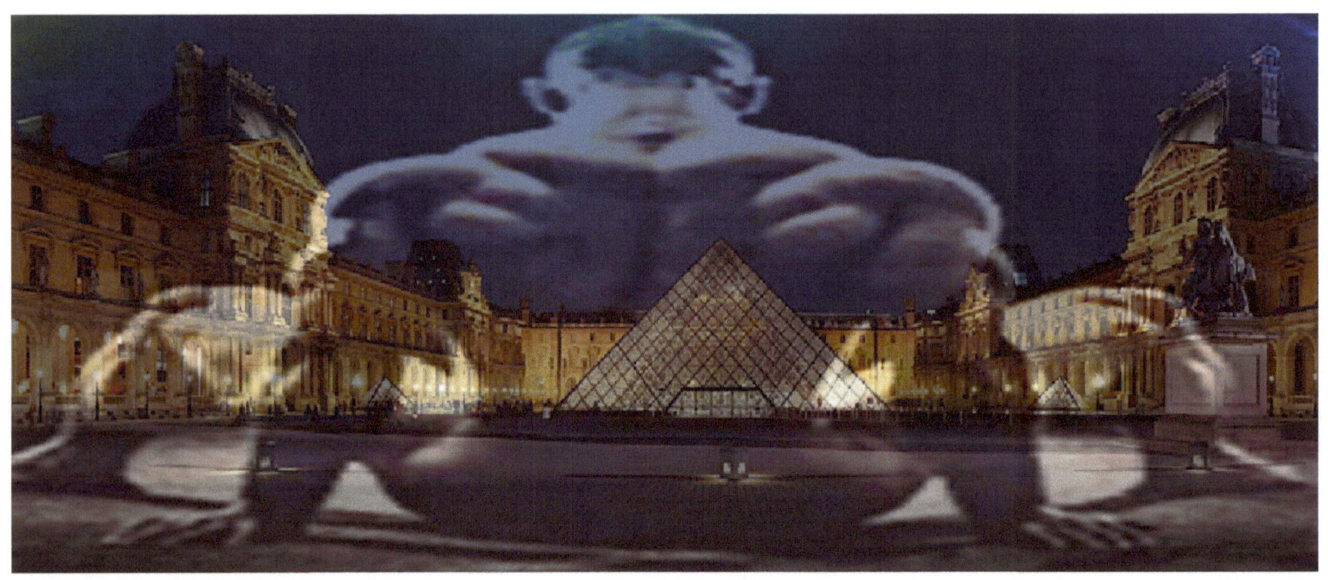

À medida que você sincroniza sua respiração com o movimento rítmico do ciclo rotacional do arco da bússola representado nestes gráficos de movimento requintados, as distrações desaparecem, permitindo que você entre em um estado de fluxo.

Essa prática imersiva o liberta do emaranhado de pensamentos e distrações, permitindo que você acesse seu potencial interno e siga o propósito de sua vida com clareza e foco. Ao alinhar sua respiração com as indicações visuais fornecidas pelo Mandala Mudra e pelos gráficos de movimento de Theriault, você embarca em uma jornada de autodescoberta e otimização.

9 798324 984328